Kochbuch der Dash Diät Auf Deutsch/ Dash Diet Cookbook In German

Inhaltsverzeichnis

ursprüngliche Autor dieses Werkes in irgendeiner Weise als haftbar für irgendwelche Komplikationen oder Schäden angesehen werden kann, die ihnen nach der Durchführung der hier beschriebenen Informationen widerfahren könnten.

Darüber hinaus dienen die Informationen auf den folgenden Seiten nur zu Informationszwecken und sollten daher als universell angesehen werden. Wie es ihrer Natur entspricht, werden sie ohne Gewähr für ihre verlängerte Gültigkeit oder zwischenzeitliche Qualität veröffentlicht. Erwähnte Marken werden ohne schriftliche Zustimmung verwendet und können in keiner Weise als Unterstützung des Markeninhabers angesehen werden.

Kapitel 1 - Was ist die Dash Diät?

Die Dash Diät ist eine der am meist empfohlenen Diäten, die es heute gibt. Laut US-Nachrichten und World News ist die Dash Diät die gesündeste und beste Diät zur Behandlung von Diabetes seit vier konsekutiven Jahren. Aber was ist die Dash Diät und wie kann sie Ihnen helfen?

Dash steht für diätetische Ansätze, um Bluthochdruck zu stoppen. Sie ist keine dieser einmonatigen oder sechsmonatigen Fabeldiäten, die Sie machen, um ein paar Pfunde zu verlieren. Diese Diät ist ein lebenslanger Ansatz, um gesünder zu leben und Bluthochdruck (Hypertonie) und alle anderen Erkrankungen, die daraus entstehen können, zu verhindern. Trotz der Vielfalt an Nahrungsmitteln, die die Dash Diät erlaubt, kann der Fokus auf Portionsgröße und nährstoffreiche Lebensmittel Ihren Blutdruck in nur wenigen Wochen merklich senken.

Wenn Sie Ihre Ernährung auf nährstoffreiche Vollwertnahrung wie Vollkorn, Gemüse, Obst, fettarme Milchprodukte, Nüsse, Samen und mageres Fleisch - Geflügel und Fisch - umstellen, können Sie Ihren Natriumspiegel sofort senken. Die durchschnittliche amerikanische Ernährung nimmt bis zu satte 3.400 mg Natrium pro Tag auf, mehr als tausend Milligramm mehr als die Ernährungsrichtlinien für Amerikaner vorschlagen und fast zweitausend Milligramm mehr als die American Heart Association empfiehlt. Das bedeutet, dass die Amerikaner im Durchschnitt zwei Drittel mehr Natrium zu sich nehmen als empfohlen wird; diese Werte sind unhaltbar und führen zu Krankheiten und Störungen. Aus diesem Grund versucht die Dash Diät, auf natriumreiche, verarbeitete Lebensmittel zu verzichten und schlägt andere vitamin- und mineralstoffreiche Vollwertnahrungsmittel vor.

Die Dash Diät ermutigt eine Person, Lebensmittel zu essen, die Mineralien zur Senkung des Blutdrucks enthalten, wie z.B. Kalium, Kalzium und Magnesium. Diese Mineralien sind in allen Arten von Gemüse und Obst sowie in mageren Lebensmitteln und Vollkorngetreide enthalten. Durch die Senkung des Blutdrucks kann die Dash Diät auch zur Vorbeugung und Behandlung von Osteoporose, Krebs, Herzkrankheiten, Schlaganfall und Diabetes beitragen.

All das klingt großartig, nicht wahr? Nun, hier ist der Plan, wie man sie täglich umsetzen kann: Die Dash Diät empfiehlt mindestens sechs bis acht Portionen Vollkorn. Die Körner sind eine gute Quelle für Ballaststoffe und fettarm. Als nächstes sollte man vier bis fünf Portionen Obst und Gemüse essen. Obst ist eine ausgezeichnete Kalium- und Magnesiumquelle und enthält kein Natrium; auf Zitrusfrüchte sollten Sie jedoch verzichten. Sie reagieren mit bestimmten Medikamenten und können schädliche Auswirkungen haben, daher ist es klug, zuerst mit Ihrem Arzt zu sprechen. Dann sollte man zwei bis drei Portionen Milchprodukte einnehmen. Durch die Milchprodukte erhalten Sie Ihr Kalzium, Vitamin D und Eiweiß. Schließlich sollten Sie sechs Portionen mageres Fleisch pro Tag essen. Dies enthält reichlich Eiweiß, Eisen, Zink und Vitamin B. Wenn Sie Geflügel- oder Rindfleisch kochen, sollten Sie das Fett abschneiden und das Fleisch backen, braten oder grillen, anstatt es in Fett zu braten.

Nachdem nun die Nahrungsportionen besprochen wurden, müssen wir über Alkohol sprechen.

Alkohol ist bei der Dash Diät nicht verboten, aber ein übermäßiger Alkoholkonsum kann zu einem erhöhten Blutdruck führen. Laut den Ernährungsrichtlinien für Amerikaner sollten Männer auf nicht mehr als ein oder zwei Gläser pro Tag zugreifen, und Frauen sind auf noch weniger als dies beschränkt; wenn Sie es also mit der Diät ernst meinen, könnte es das Beste sein, mit dem Trinken ganz aufzuhören.

Zu diesem Zeitpunkt sind Sie sich voll und ganz bewusst, worauf Sie sich bei der Dash Diät einlassen und welche Vorteile die Diät mit sich bringt. Jetzt brauchen Sie nur noch die Werkzeuge, um die Theorie in die Tat umzusetzen. In den folgenden Kapiteln erhalten Sie einige Rezepte für Frühstück, Mittag- und Abendessen, die köstlich und nahrhaft sind und in völliger Übereinstimmung mit der Dash Diät stehen. Viel Glück und eine glückliche Diät!

Kapitel 2 - Rezepte für das Dash Diät Frühstück

Frühstücks-Fruchtpizza

Dieses Rezept macht Spaß, wenn Sie morgens den Tag mit einer großen Portion Obst beginnen. Die Zubereitung dauert fünfzehn Minuten mit drei Minuten Kochzeit und ergibt zwei Portionen.

Nährwertangaben:

- Eiweiß: 6 Gramm
- Netto-Kohlenhydrate: 6,2 Gramm
- Gesamtfettgehalt: 37,5 Gramm
- Kalorien: 462

Zutaten:

- Zwei Himbeeren
- Eine Vierteltasse Blaubeeren
- Eine halbe Tasse Brombeeren
- Eine halbe Tasse zerschnittene Erdbeeren
- Drei aufgeschnittene Kiwis
- Ein halber Teelöffel reiner Vanilleextrakt
- Ein bis zwei Teelöffel Honig
- Sieben Unzen Frischkäse
- Zwei Vollkorn-Fladenbrot-Pitas

Zubereitung:

1. Stellen Sie sicher, dass Ihr Ofen auf 400 Grad Fahrenheit eingestellt ist.
2. Legen Sie die zwei Vollkornfladenbrot-Pitas in den Ofen und rösten Sie sie nach Ihrem Geschmack.

3. Stellen Sie die getoasteten Fladenbrotpitas zum Abkühlen auf die Theke.
4. Verteilen Sie den Frischkäse gleichmäßig auf dem Fladenbrot.
5. Etwas Honig auf den Frischkäse träufeln, um ihn mit etwas Süßstoff zu versüßen.
6. Fügen Sie dem Frischkäse einen Hauch von Vanille hinzu, um ihm einen schönen süßen Geschmack zu verleihen.
7. Nun fügen Sie Ihre Früchte hinzu. Kiwis, Erdbeeren, Brombeeren und Heidelbeeren sind empfehlenswert, aber Sie können auch gerne die Früchte hinzufügen, die Ihnen gefallen. Andere Optionen sind Äpfel, Bananen und Pfirsiche.

Dash Diät French Toast

Wer liebt nicht French Toast? Die Dash Diät hat einen ausgezeichneten Apfelmus-French Toast, der Ihre Geschmacksnerven zum Schmelzen bringt. Und was gibt es Besseres, als Eiweiß statt voller Eier oder Teigmischung zu verwenden? So erhalten Sie ein fettarmes Frühstück, ohne das Protein, das Kalium und das Magnesium zu gefährden, das Sie brauchen, um gesund zu bleiben! Dieses Rezept dauert zwanzig Minuten und ergibt eine Portion.

Nährwertangaben:

- Eiweiß: 8 Gramm
- Kalzium: 100 Milligramm
- Natrium: 220 Milligramm
- Ballststoffe: 2 Gramm
- Kohlenhydrate: 27 Gramm
- Gesättigtes Fett: .5 Gramm

- Gesamtfett: 3 Gramm
- Kalorien: 150

Zutaten:

- Sechs Scheiben Vollkornbrot
- Eine Vierteltasse Apfelmus
- Zwei Esslöffel Weißzucker
- Ein Teelöffel Zimt
- Eine halbe Tasse Magermilch
- Vier Eiweiß

Zubereitung:

1. Holen Sie sich eine große Rührschüssel.
2. Geben Sie Apfelmus, Zucker, Zimt, Magermilch und vier Eiweiß in die Rührschüssel und verrühren Sie diese gut.
3. Wenn die Mischung ausreichend verrührt ist, tränken Sie das Vollkornbrot scheibenweise in diese hinein.
4. Fetten Sie eine Pfanne oder einen Topf leicht ein und schalten Sie den Ofen auf mittlere Hitze.
5. Die eingeweichten Vollkornscheiben auf die Pfanne legen und auf beiden Seiten goldbraun kochen.
6. Nehmen Sie den French Toast von der Pfanne oder der Bratpfanne ab und legen Sie ihn auf einen Platz.
7. Servieren Sie mit dem Obst, das Sie zum Frühstück servieren möchten.

Gemischtes Beerenmüsli

Um ein optimales Ergebnis zu erzielen, beginnen Sie mit der Zubereitung des gemischten Beerenmüsli am Vorabend, damit die Zutaten Zeit zum Einweichen haben. Dieses Gericht enthält nicht nur Omega-3 und Antioxidantien, sondern dient auch als eine ausgezeichnete Quelle von Ballaststoffen; und es wird Sie ohne jeden Zweifel bis zur Mittagspause bei der Arbeit satt halten. Dieses Rezept wird einschließlich der Zeit zum Einweichen sechs bis zwölf Stunden dauern und vier Portionen ergeben.

Nährwertangaben:

- Kalzium: 100 Milligramm
- Natrium: 45 Milligramm
- Ballststoffe: 3 Gramm
- Eiweiß: 6 Gramm
- Kohlenhydrate: 27 Gramm
- Gesättigtes Fett: 1 Gramm
- Gesamtfett: 5 Gramm
- Kalorien: 170

Zutaten:

- Eine Vierteltasse gehackte, geröstete Walnüsse
- Eine halbe Tasse gefrorene Blaubeeren
- Eine halbe Tasse gehackte Äpfel
- Eine halbe Tasse Trockenfrüchte - möglicherweise Datteln, Aprikosen oder Rosinen
- Eine halbe Tasse Magermilch
- Eine Prise Salz
- Ein Becher mit Fruchtjoghurt
- Eine Tasse Haferflocken

Zubereitung:

1. Stellen Sie sicher, dass Sie eine mittelgroße Schüssel zum Mischen haben.
2. Geben Sie Salz, Magermilch, Fruchtjoghurt, gehackte Walnüsse und Haferflocken in die Schüssel und verrühren Sie diese gut.
3. Geben Sie die Mischung in einen Plastikbehälter, decken Sie ihn zu und stellen Sie ihn für sechs bis zwölf Stunden in den Kühlschrank - dadurch wird die Mischung dicker.
4. Morgens aus dem Kühlschrank nehmen und die getrockneten und frischen Früchte hinzufügen.
5. Mischen Sie alles vorsichtig zusammen.
6. Nehmen Sie eine Eiskugel Scoop und servieren Sie jede Kugel in kleinen Schüsseln.

Hausgemachter Müsliriegel

Dieses Rezept ist perfekt für die Person, die immer unterwegs ist. Dies kann eine motivierte Geschäftsperson sein oder eine Mutter oder ein Vater, der zu Hause bleibt und sicherstellen muss, dass seine Kinder alle notwendigen Nährstoffe erhalten und trotzdem rechtzeitig zur Schule kommen. Dieser Dash Diät Müsliriegel wird einen Energieschub geben, aber ganz ohne den Zuckergehalt, der in den im Laden gekauften Versionen enthalten ist. Dieses Rezept dauert eineinhalb Stunden und ergibt sechs Portionen.

Nährwertangaben:

- Eiweiß: 9 Gramm
- Ballaststoffe: 2,5 Gramm
- Gesamtfett: 2,2 Gramm
- Kalorien: 180

Zutaten:

- Ein Teelöffel reiner Vanille-Extrakt
- Eine halbe Tasse Honig
- Eine viertel Tasse frischer Thymian
- Eine halbe Tasse Natives Olivenöl extra
- Eine halbe Tasse Sesamkörner
- Eine Tasse Trockenfrüchte - möglicherweise Rosinen, Aprikosen oder Preiselbeeren
- Eine Tasse mit gehackten Nüssen - das können Dinge wie Pistazien, Pekannüsse, Haselnüsse, Mandeln, Cashewnüsse und Walnüsse sein.
- Eine halbe Tasse gesalzene, geröstete Sonnenblumenkerne
- Zweieinhalb Tassen Haferflocken

- Eine Prise Salz

Zubereitung:

1. Bevor Sie mit der Zubereitung beginnen, heizen Sie den Ofen auf dreihundert Grad Fahrenheit vor.
2. Nehmen Sie Ihr Backblech und klreiden Sie es mit nicht klebendem Pergamentpapier aus.
3. Legen Sie in einer großen Rührschüssel Sesam, Trockenfrüchte, Nüsse, Sonnenblumenkerne und Hafer und vermischen Sie sie.
4. Nehmen Sie eine Bratpfanne und bestreichen Sie sie mit dem Olivenöl und dem Thymian und lassen Sie sie bei mittlerer bis hoher Hitze köcheln.
5. Wenn der Thymian duftet, nehmen Sie ihn von der Hitze und lassen Sie ihn mit dem Öl etwa zehn Minuten ziehen. Nachdem Öl und Thymian aufgegossen sind, Salz, Vanilleextrakt und Honig zu der Mischung hinzufügen. Sobald die beiden Zutaten vereint sind, gießen Sie die Mischung in die große Rührschüssel.
6. Verteilen Sie das Müsli gleichmäßig auf dem Backblech und schieben Sie es in den Ofen. 45-50 Minuten backen. Lassen Sie die Müsliriegel abkühlen, bevor Sie sie in einen luftdichten Behälter packen.

Kapitel 3 - Rezepte für die Dash Diät Mittagspause

Zitrus Salat

Ein Salat ist immer eine gute Mittagsmahlzeit. Er wird Sie satt machen, aber er wird Sie nicht überfüllen. Diese spezielle Mischung ist eine ausgezeichnete Quelle für Vitamin A und C, Folat und Kalium. Die Zubereitungszeit für dieses Rezept beträgt etwa eine halbe Stunde, aber Sie können diese Zeit verkürzen, indem Sie bereits in Scheiben geschnittene Orangen und Grapefruit verwenden. Dieses Rezept ergibt vier Portionen.

Nährwertangaben:

- Natrium: 11 Milligramm
- Gesamtfett: 10 Gramm
- Ballaststoffe: 3 Gramm
- Kohlenhydrate: 17 Gramm
- Eiweiß: 2 Gramm
- Kalorien: 166

Zutaten:

- Zwei Esslöffel Pinienkerne
- Vier Becher Frühlingsgrün
- Ein Esslöffel Balsamico-Essig
- Zwei Esslöffel Olivenöl
- Zwei Esslöffel Orangensaft
- Eine rote Grapefruit
- Zwei Orangen

Zubereitung:

1. Schneiden Sie die Orangen, wenn sie nicht bereits in Scheiben geschnitten sind, über der Schüssel und lassen Sie den Saft in die Schüssel fallen - falls nötig, entsorgen Sie die Kerne.
2. Wiederholen Sie diesen Vorgang mit der Grapefruit.
3. Mischen Sie in einer zweiten Schüssel den Orangensaft, das Olivenöl und den Essig zusammen.
4. Gießen Sie diese Mischung über die Frucht und schwenken Sie sie vorsichtig.
5. Nehmen Sie den Blattsalat und trennen Sie es in gleichmäßige Schüsseln.
6. Legen Sie die Früchte und das Dressing auf den grünen Salat. Lassen Sie es eine Sekunde einweichen, bevor Sie alles mit den Pinienkernen bestreichen.

Büffel-Hühnersalat-Wrap

Eine weitere solide Alternative zu Salat sind gesunde Wraps und Sandwiches. Büffelhähnchen ist ein Fan-Favorit, daher macht es Sinn, dass Dash Diäter versuchen, es in ein Rezept zu verwandeln. Außerdem ist dies eine großartige Möglichkeit, die Hühnerreste von der Nacht zuvor zu verwerten. Je nachdem, ob Sie neues Hähnchen oder Reste verwenden, sollte dieses Rezept 20-45 Minuten dauern und vier Portionen ergeben.

Nährwertangaben:

- Gesamtfett: 8 Gramm
- Eiweiß: 31 Gramm
- Cholesterin: 76 Milligramm
- Natrium: 367 Milligramm
- Ballaststoffe: 5 Gramm
- Kohlenhydrate: 26 Gramm
- Kalorien: 300

Zutaten:

- Zwei Vollkorntortillas
- Vier Unzen Spinat, in Scheiben geschnitten
- Eine halbe Tasse dünn geschnittene Kohlrübe oder anderes Wurzelgemüse
- Eine kleine gelbe Zwiebel, gewürfelt
- Zwei Karotten, gewürfelt
- Eine Vierteltasse kalorienarme Mayonnaise
- Ein Viertelbecher Weißweinessig
- Zwei ganze Chipotle-Paprika
- Vier Unzen Hühnerbrust

Zubereitung:

1. Wenn Sie keine Speisereste oder ein Grillhähnchen verwenden möchten, heizen Sie den Ofen auf 375 Grad Fahrenheit vor oder starten Sie den Grill.
2. Braten, grillen oder backen Sie das Hähnchen zehn Minuten lang auf jeder Seite oder bis es gar ist.
3. Legen Sie das Hähnchen zum Abkühlen auf die Theke und schneiden Sie es dann in kleine Stücke.
4. Die Mayonnaise, den Weißweinessig und die Chipotle-Paprika mit einem Mixer zerkleinern und zu einem Püree verarbeiten.
5. In einer großen Schüssel das Hähnchen und alle Zutaten außer dem Spinat und den Tortillas hineinwerfen und gründlich vermischen.
6. Teilen Sie den Spinat und die Mischung gleichmäßig in jede Tortilla, wickeln Sie sie ein und halbieren Sie sie vor dem Servieren.

Sloppy Joes

Jeder hat irgendwann einmal Sloppy Joes gegessen. Ob Sie sie mögen oder nicht, sie gehören zu einer typisch amerikanischen Ernährung, und Ihr Ehepartner, Ihre Kinder oder Ihre Familienmitglieder werden sie von Zeit zu Zeit essen wollen; warum also sollten Sie sie nicht auf gesunde Weise zubereiten? Die Dash Diät hat eine ausgezeichnete natriumreduzierte Version der Sloppy Joes, die 30 Minuten dauert und sechs Portionen ergibt.

Nährwertangaben:
- Eiweiß: 19 Gramm
- Zucker: 10 Gramm
- Ballaststoffe: 4 Gramm
- Kohlenhydrate: 28 Gramm
- Natrium: 203 Gramm
- Cholesterin: 49 Milligramm
- Gesamtfett: 9 Gramm
- Kalorien: 251

Zutaten:

- Größe Vollweizen-Hamburger-Brötchen
- Anderthalb Dosen Tomatensuppe mit reduziertem Natriumgehalt - jede Tasse wird 10,75 Unzen betragen.
- Eine große grüne Paprika, in Scheiben geschnitten
- Eine große Zwiebel, in Scheiben geschnitten
- Ein Pfund mageres Hackfleisch

Zubereitung:
1. Braten Sie die Zwiebel, die Paprika und das magere Rinderhack in einer antihaftbeschichteten Pfanne etwa 10 Minuten lang an - oder bis Fleisch und Gemüse gar sind.

2. Lassen Sie das Fett vorsichtig ablaufen; versuchen Sie, alles herauszubekommen, bevor Sie weitermachen.
3. Gießen Sie die Tomatensuppe über die Mischung und rühren Sie um.
4. Sobald die Tomatensuppe zu kochen beginnt, die Hitze reduzieren und mindestens 10 Minuten köcheln lassen.
5. Teilen Sie den "Schlamm" gleichmäßig auf jedes Vollkornbrötchen und servieren Sie ihn sofort.

Einfache Pizza für zwei

Pizza ist keine durchschnittliche Mittagsmahlzeit - es sei denn, Sie bekommen ein Stückchen in der örtlichen Pizzeria. Wenn Sie jedoch bereit sind, die Zeit des Vorabends zu investieren, ist dieses Rezept es wert. Es ist einfach und schnell und kann zwei Portionen bieten. Alles, was Sie brauchen, sind 15-20 Minuten am Vorabend, und Sie oder Ihre Kinder werden von der Cafeteria beneidet werden.

Nährwertangaben:

- Eiweiß: 8 Gramm
- Zucker: 8 Gramm
- Ballaststoffe: 6 Gramm
- Kohlenhydrate: 26 Gramm
- Natrium: 296 Milligramm
- Cholesterin: 1 Milligramm
- Gesamtfett: 5 Gramm
- Kalorien: 163

Zutaten:

- Zwei Esslöffel frisch geschnittenes Basilikum
- Eine Vierteltasse geschredderten fettarmen Mozzarella

- Vier geschnittene rote Paprikastücke, ein Viertel Zoll breit
- Zwei Zwiebelscheiben, ein Viertel Zoll breit
- Ein fertiges Vollkorn-Flachbrot mit einem Durchmesser von etwa zehn Zoll
- Eine halbe Tasse, natriumarme Tomatensauce mit Stückchen

Zubereitung:

1. Beginnen Sie mit dem Vorheizen des Ofens auf 350 Grad Fahrenheit.
2. Verwenden Sie ein rundes Pizzablett und bestreichen Sie es mit einer leichten Schicht Kochspray.
3. Legen Sie das Fladenbrot auf die Pizzapfanne.
4. Öffnen Sie die Dose mit der stückigen, natriumarmen Tomatensauce und verteilen Sie sie gleichmäßig auf dem Fladenbrot.
5. Bevor Sie den Käse hinzufügen, legen Sie Basilikum, Paprika und Zwiebel auf die Oberfläche der Pizza. Dann den Käse gleichmäßig auf der Pizza verteilen.
6. Wenn die Pizza fertig ist, legen Sie die Pizzapfanne in den Ofen und lassen Sie sie 5-7 Minuten oder bis der Käse goldbraun ist, backen.
7. Lassen Sie die Pizza vor dem Servieren 5 Minuten abkühlen.

Kalorienreicher Protein-Shake

Dieser Proteinshake ist kalorienreich und wird Sie mittags sicher satt machen. Er ist nicht nur sehr sättigend, sondern auch schnell zuzubereiten und zu trinken, so dass Sie das Beste aus Ihrer Mittagspause machen können. Wenn Sie noch mehr Kalorien haben wollen, fügen Sie einen Esslöffel Leinsamen zum Rezept hinzu. Dieses Rezept dauert eine Viertelstunde und ergibt eine Portion

Nährwertangaben:
- Eiweiß: 32 Gramm
- Zucker: 53 Gramm
- Ballaststoffe: 7 Gramm
- Kohlenhydrate: 75 Gramm
- Natrium: 301 Milligramm
- Cholesterin: 57 Milligramm
- Gesamtfett: 20 Gramm
- Kalorien: 608

Zutaten:
- Zwei Esslöffel Eiweißpulver
- Zwei Esslöffel Weizenkeime
- Eine mittelgroße Banane, in Stücke geschnitten
- Eine Tasse Milch mit zwei Prozent Milch
- Eine Tasse Vanillejoghurt

Zubereitung:
1. Nehmen Sie das Eiweißpulver, die Weizenkeime, die Bananenscheiben, zwei Prozent Milch und den Joghurt und geben Sie sie in einen Mixer.
2. Pürieren Sie die Mischung, bis sie glatt ist oder Ihnen gefällt.

1. Gießen Sie es in einen tragbaren Becher, aus dem Sie es trinken möchten, und servieren Sie es sofort.

Kapitel 4 - Rezepte für das Dash Diät Abendessen

Lasagne

Die Dash Diät hat diesen italienischen Favoriten mit weniger Natrium, weniger Fett, weniger Kalorien, aber mit dem ganzen Geschmack, den Sie kennen und lieben, neu geschaffen. Durch die Verwendung von extra magerem Hackfleisch und fettarmem Käse können Sie auf Diät sein und dieses köstliche Gericht trotzdem genießen. Dieses Rezept dauert eine Stunde und 45 Minuten und ergibt acht Portionen.

Nährwertangaben:

- Zucker: 6 Gramm
- Natrium: 500 Milligramm
- Gesamtfett: 13 Gramm
- Ballaststoffe: 3,5 Gramm
- Kohlenhydrate: 42 Gramm
- Cholesterin: 44 Milligramm
- Protein: 33 Milligramm
- Kalorien: 425

Zutaten:

- Drei Tassen geriebener fettarmer Mozzarella-Käse
- Eine Tasse fettarmer Hüttenkäse
- Drei Viertel Pfund ungekochte Lasagnudeln
- Dreieinhalb Tassen Wasser
- Eine Dose mit acht Unzen ungesalzener Tomatensauce
- Eine Dose mit sechs Unzen ungesalzenem Tomatenmark
- Dreiviertel Teelöffel Knoblauchpulver
- Dreiviertel Teelöffel Oregano

- Eineinhalb Teelöffel getrocknetes Basilikum
- Eine Zwiebel, in Scheiben geschnitten
- Ein Pfund extra mageres Rinderhackfleisch

Zubereitung:

1. Beschichten Sie eine 10-14er Kochpfanne leicht mit Kochspray. Den Ofen auf 325 Grad vorheizen.
2. Für die Sauce stellen Sie nun einen großen Topf auf den Herd, legen Sie das Rinderhackfleisch und die Zwiebel hinein und kochen Sie, bis das Fleisch goldbraun ist.
3. Sobald das Fleisch goldbraun geworden ist, lassen Sie den Topf abtropfen und fügen dann das Wasser, die Tomatensauce, das Tomatenmark, das Knoblauchpulver, den Oregano und das Basilikum hinzu und rühren Sie es um, bis es kocht. Die Hitze reduzieren und 10 Minuten köcheln lassen.
4. Geben Sie eine halbe Tasse der Mischung in die Pfanne und stellen Sie sie auf den Boden der Pfanne.
5. Auf die Mischung legen Sie eine Schicht der ungekochten Lasagnudeln und fügen dann eine weitere Schicht der Mischung sowie eine Tasse Mozzarella und eine dritte Tasse Hüttenkäse hinzu.
6. Wiederholen Sie diesen Vorgang, bis alles aufgebraucht ist.
7. Legen Sie Aluminiumfolie auf die Lasagne und schieben Sie sie in den Ofen.
8. Backen Sie die Lasagne eine Stunde und fünfzehn Minuten oder bis der Käse braun ist.
9. Lassen Sie die Lasagne vor dem Servieren abkühlen.

Rindfleischeintopf mit Fenchel und Schalotten

Wenn es um Suppe geht, ist Rindfleischeintopf eine der herzhaftesten Suppen, die man zubereiten kann. Herzhaft bedeutet in der Regel schwer, deshalb hat die Dash Diät einen Weg gefunden, um einige Kalorien und Natrium abzubauen und trotzdem alle guten Zutaten beizubehalten. Dieses Rezept sollte nur etwa 2 Stunden dauern und kann bis zu 6 Portionen Rindfleischeintopf ergeben.

Nährwertangaben:

- Gesamtfett: 8 Gramm
- Eiweiß: 21 Gramm
- Cholesterin: 48 Milligramm
- Natrium: 185 Milligramm
- Ballaststoffe: 4,5 Gramm
- Kohlenhydrate: 22 Gramm
- Kalorien: 244

Zutaten:

- Eine dritte Tasse fein gehackte frische glatte Petersilie
- Drei Portobello-Pilze, gesäubert und in Stücke von einem Zoll geschnitten
- Achtzehn kleine kochende Zwiebeln, etwa zehn Unzen des Gesamtgewichts halbiert
- Vier große, rotschalige Kartoffeln, geschält und in Stücke von einem Zoll geschnitten
- Vier große Karotten, geschält und in Scheiben geschnitten
- Drei Tassen nicht gesalzene Gemüsebrühe
- Ein Lorbeerblatt
- Zwei frische Thymianzweige
- Dreiviertel Teelöffel gemahlener schwarzer Pfeffer

- Drei große Schalotten, in Scheiben geschnitten
- Eine halbe Fenchelzwiebel, beschnitten und in dünne Scheiben geschnitten
- Zwei Esslöffel Olivenöl
- Ein Pfund entbeintes mageres Rindfleisch - Fett abschneiden und in halbe Zoll-Würfel schneiden
- Drei Esslöffel Allzweckmehl

Zubereitung:

1. Beginnen Sie, indem Sie das Mehl auf einen Platz legen und die Rindfleischwürfel in das Mehl rollen.
2. Dann gießen Sie das Öl mit einem großen Topf ein und erhitzen es bei mittlerer Hitze.
3. Sobald das Rindfleisch bemehlt ist, in die Pfanne geben und von allen Seiten braun braten.
4. Das Rindfleisch herausnehmen und an anderer Stelle kochen lassen.
5. Ohne die Temperatur zu verändern, die Schalotten und den Fenchel in die Pfanne geben und kochen, bis sie hellbraun sind.
6. Das Blatt, die Thymianzweige und ein Viertel des Pfeffers dazugeben und ein bis zwei Minuten kochen lassen.
7. Nun das Rindfleisch wieder in die Pfanne mit der Gemüsebrühe geben und die Mischung zum Kochen bringen. Danach die Hitze reduzieren und zugedeckt köcheln lassen. Lassen Sie es 45 Minuten lang kochen.
8. Sobald das Fleisch zart ist, fügen Sie die Pilze, Zwiebeln, Kartoffeln und Möhren hinzu.
9. Die Mischung umrühren und weitere 30 Minuten köcheln lassen.
10. Das Lorbeerblatt und die Thymianzweige aus dem Eintopf herausziehen und die Petersilie und den restlichen Pfeffer unterrühren.

11. Sofort servieren.

Gegrillter Portobello-Pilz-Burger

Ein gewöhnliches Abendessen unter Amerikanern ist der gute altmodische Burger; allerdings können Burger sehr fett und schlecht für den Blutdruck sein. Ein Portobello-Pilz ist der perfekte Ersatz für den Burger und hat weder Fett noch Cholesterin. Dieses Rezept für Portobello-Pilz-Burger sollte nur eine Stunde und fünfundvierzig Minuten dauern und ergibt vier Portionen.

Nährwertangaben:

- Zucker: 3 Gramm
- Gesamtfett: 9 Gramm
- Eiweiß: 10 Gramm
- Cholesterin: 0 Milligramm
- Natrium: 163 Milligramm
- Ballaststoffe: 7 Gramm
- Kohlenhydrate: 45 Gramm
- Kalorien: 301

Zutaten:

- Zwei halbierte Römersalat-Blätter
- Vier Scheiben rote Zwiebel
- Vier Scheiben Tomaten
- Vier Vollkornbrötchen, getoastet
- Zwei Esslöffel Olivenöl
- Ein Viertel Teelöffel Cayennepfeffer
- Eine Knoblauchzehe, gehackt
- Ein Esslöffel Zucker

- Eine halbe Tasse Wasser
- Eine dritte Tasse Balsamico-Essig
- Vier große Portobello-Pilzkappen, idealerweise mit einem Durchmesser von fünf Zoll

Zubereitung:

1. Die Portobello-Pilze müssen gereinigt, ihre Stiele entfernt und die Kappen beiseite gelegt werden.
2. Nun werden in einer kleinen Schüssel Olivenöl, Cayennepfeffer, Knoblauch, Zucker, Wasser und Essig miteinander vermischt und über die Pilzkappen gestreut.
3. Die Pilzkappen werden in einen Plastikbehälter gelegt, zugedeckt und im Kühlschrank eine Stunde lang mariniert.
4. Schalten Sie den Grill ein und bestreichen Sie ihn leicht mit Kochspray - oder schalten Sie den Herd ein und bestreichen Sie eine Bratpfanne mit derselben Substanz.
5. Braten oder grillen Sie die Champignons bei mittlerer Hitze und achten Sie darauf, sie oft umzudrehen. Normalerweise dauert es für jede Seite in etwa 5 Minuten.
6. Legen Sie die Champignons auf ihr eigenes Brötchen und belegen Sie sie mit einem halben Salatblatt, einer Zwiebelscheibe und einer Tomatenscheibe.
7. Sofort servieren.

Hühnerbratlinge

Nachdem wir nun über Sloppy Joes und Portobello-Pilzburger berichtet haben, ist es an der Zeit, über Hot Dogs zu sprechen; genauer gesagt über Bratwurst. Wenn Sie bei einem Baseballspiel keine schöne saftige Bratwurst gegessen haben, dann verpassen Sie etwas. Deshalb hat die Dash Diät eine viel gesündere Version mit Huhn zusammengestellt. Dieses Rezept sollte etwa eineinhalb Stunden dauern und sechs Portionen ergeben.

Nährwertangaben:

- Zucker: 0 Gramm
- Gesamtfett: 4 Gramm
- Eiweiß: 18 Gramm
- Cholesterin: 48 Milligramm
- Natrium: 92 Milligramm
- Ballaststoffe: 2 Gramm
- Kohlenhydrate: 12 Gramm
- Kalorien: 156

Zutaten:

- Ein Teelöffel Selleriesamen
- Ein Teelöffel gemahlene Senfkörner
- Ein viertel Teelöffel Muskatnuss
- Ein Teelöffel gehackter frischer Rosmarin
- Ein halber Teelöffel Cayennepfeffer
- Ein halber Teelöffel weißer Pfeffer
- Ein Teelöffel schwarzer Pfeffer
- Ein Teelöffel Paprika
- Ein Teelöffel Kreuzkümmel
- Zwei Teelöffel Fenchelsamen

- Ein Pfund gemahlene Hühnerbrust
- Eine Tasse gekochter brauner Reis
- Ein halber Teelöffel Rapsöl
- Vier gehackte Knoblauchzehen
- Eine Tasse gehackte gelbe Zwiebel

Zubereitung:

1. In einer Pfanne das Rapsöl, den Knoblauch und die Zwiebel goldgelb anbraten.
2. Geben Sie die gebräunte Zwiebel und den Knoblauch in den gekochten Reis und mischen Sie alle anderen Kräuter und Gewürze mit der gemahlenen Hühnerbrust.
3. Lassen Sie die Mischung etwa eine Stunde lang im Kühlschrank marinieren.
4. Den Ofen auf 350 Grad vorheizen.
5. Nehmen Sie die Mischung aus dem Kühlschrank, rollen Sie sie zu Wurstformen und legen Sie sie auf ein Kochblatt.
6. Im Backofen etwa 5-10 Minuten oder bis zum Garen backen.
7. Lassen Sie die Würste vor dem Servieren abkühlen.

Asiatisches Schweinefilet

Für die asiatischen Essensliebhaber da draussen wird bekannt sein, dass ein grosser Teil der Lebensmittel in Natrium getränkt ist; deshalb empfiehlt die Dash Diät, sich nicht in die Nähe davon zu begeben. Aber zum Glück für Sie hat die Dash Diät Ihre Wünsche und Bedürfnisse berücksichtigt und dieses köstliche, asiatische Filetstück nur für Sie kreiert. Das Beste an diesem Gericht ist, dass es nur fünfundvierzig Minuten zum Kochen braucht und Ihnen vier Portionen bietet, so dass es sich hervorragend für eine Ein-Personen-Party oder eine Dinner-Party eignet.

Nährwertangaben:

- Zucker: 0 Gramm
- Gesamtfett: 16 Gramm
- Eiweiß: 26 Gramm
- Cholesterin: 61 Milligramm
- Natrium: 57 Milligramm
- Ballaststoffe: 0 Gramm
- Kohlenhydrate: eine Spur
- Kalorien: 248

Zutaten:

- Ein Pfund Schweinefilet, in vier gleichmäßige Portionen geschnitten
- Ein Esslöffel Sesamsamenöl
- Ein Achtel eines Teelöffels gemahlenen Zimts
- Ein viertel Teelöffel gemahlener Kreuzkümmel
- Ein halber Teelöffel Selleriesamen
- Ein Achtel eines Teelöffels Cayennepfeffer
- Ein Teelöffel gemahlener Koriander

- Zwei Esslöffel Sesamkörner

Zubereitung:

1. Heizen Sie den Ofen auf vierhundert Grad Fahrenheit vor.
2. Während der Ofen vorgeheizt wird, fetten Sie ein Backblech mit Kochspray ein.
3. Ziehen Sie eine Bratpfanne hinzu und braten Sie bei geringer Hitze die Sesamkörner unter ständigem Rühren an.
4. Nach ein bis zwei Minuten, oder wenn die Sesamkörner goldbraun sind, die Kerne vom Herd nehmen und beiseite stellen.
5. Geben Sie die gerösteten Sesamkörner, das Sesamöl, Zimt, Kreuzkümmel, Sellerie, Cayennepfeffer und Koriander in eine große Rührschüssel und rühren Sie diese gleichmäßig um.
6. Mit der vorbereiteten Auflaufform das Filet darauf legen und gleichmäßig auslegen.
7. Mit einem Pinsel schäumen Sie das Filet auf beiden Seiten mit der Mischung auf.
8. Legen Sie das Backblech in den Ofen und lassen Sie es etwa fünfzehn Minuten oder bis es nicht mehr rosa ist, backen. Das Lendenstück herausnehmen und sofort mit einer Beilage servieren.

Weißes Hühner-Chili

Chili ist ein weiteres Lieblingsgericht der Fans, das oft mit viel zu viel Natrium auskommt. Wenn Sie Chili lieben, es aber nicht mit all dem Natrium essen möchten, versuchen Sie es mit diesem tollen Dash Diät Rezept. Es wird dieses Verlangen ohne das ganze Salz befriedigen. Dieses Rezept dauert fünfundvierzig Minuten und bietet Ihnen acht Portionen.

Nährwertangaben

- Eiweiß: 19 Gramm
- Gesamtzucker: 4 Gramm
- Ballaststoffe: 6 Gramm
- Kohlenhydrate: 25 Widder
- Natrium: 241 Milligramm
- Cholesterin: 27 Milligramm
- Gesamtfett: 4 Gramm
- Kalorien: 212

Zutaten:

- Drei Esslöffel gehackter Koriander
- Acht Esslöffel geriebener Monterey-Jack-Käse
- Ein Teelöffel Cayennepfeffer
- Ein Teeschlag getrockneter Oregano
- Ein Teelöffel gemahlener Kreuzkümmel
- Zwei Teelöffel Chilipulver
- Zwei gehackte Knoblauchzehen
- Eine mittelgroße rote Paprika, in Scheiben geschnitten
- Eine Hälfte einer mittelgroßen grünen Paprika, in Scheiben geschnitten
- Vier Tassen Hühnerbrühe mit niedrigem Natriumgehalt
- Eine Dose natriumarme Tomatenwürfel

- Zwei Dosen weiße Bohnen mit niedrigem Natriumgehalt
- Eine Dose weißes Hühnerfleisch

Zubereitung:

1. Holen Sie sich einen großen Kochtopf und legen Sie die Hühnerbrühe, die Tomaten und das Huhn hinein.
2. Bringen Sie die Mischung zum Kochen und decken Sie sie zu, um sie köcheln zu lassen.
3. Während die Mischung köchelt, nehmen Sie eine antihaftbeschichtete Pfanne, bedecken sie mit Kochspray und fügen den Knoblauch, die Paprika und die Zwiebeln hinzu.
4. Frittieren Sie das Gemüse goldbraun oder nach Ihrem Geschmack.
5. Geben Sie den Inhalt der Pfanne in den Kochtopf.
6. Fügen Sie Cayennepfeffer, Oregano, Kreuzkümmel und Chilipulver hinzu und bedecken Sie die Mischung erneut.
7. Erhöhen Sie die Hitze auf mittlere Stufe und lassen Sie sie noch etwa zehn Minuten köcheln.
8. Schöpfen Sie den Chili in Schüsseln und servieren Sie ihn sofort.
9. Koriander nur als Garnierung verwenden.

Kapitel 5 - Dessert Rezepte für die Dash Diät

Tofu-Schokoladenkuchen

Schokoladenkuchen macht nur etwa 90 Prozent aller Dessertmenüs aus, so dass die Dash Diät eine Lösung für all diese Kalorien haben musste. Nun, Tofu und Schokolade klingen vielleicht seltsam, aber sie sind viel gesünder, und der Geschmack wird für sich selbst sprechen. Dieses Rezept sollte nur eineinhalb Stunden dauern und 16 Portionen ergeben.

Nährwertangaben:

- Eiweiß: 2,9 Gramm
- Kohlenhydrate: 35,8 Gramm
- Natrium: 267,3 Milligramm
- Cholesterin: 0 Milligramm
- Kalorien: 190

Zutaten:

- Eine Vierteltasse Wasser
- Ein 300-Gramm-Block weicher Dessert-Tofu
- Eine Box mit superfeuchter Schokoladenkuchenmischung

Zubereitung:

1. Heizen Sie den Ofen auf 400 Grad Fahrenheit vor.
2. Tofu und Kuchenmasse mit einem Mixer vermengen.
3. Wenn diese beiden Zutaten ausreichend vermengt sind, Wasser hinzufügen und erneut vermengen, bis sie glatt sind.
4. Nehmen Sie die Mischung und gießen Sie sie in eine Backform. Aus dieser Mischung können auch Muffins hergestellt werden.

5. Kochen Sie die Mischung nach den Spezifikationen der Schokoladenkuchenmischungs-Box.
6. Lassen Sie den Kuchen vor dem Servieren abkühlen.

Fettarmer, zuckerfreier Blaubeere Käsekuchen

Neben Schokoladenkuchen ist Käsekuchen ein weiteres großes Tabu, wenn Menschen eine Diät beginnen. Die Dash Diät hat ihr Bestes versucht, um alle Arten von Lebensmitteln für ihre Verwendung verfügbar zu machen und Käsekuchen hat es tatsächlich auf die Liste geschafft. Dies ist ein wunderbares, zuckerfreies, fettarmes Blaubeere Käsekuchenrezept, für das Sie 3 Stunden brauchen und das acht Portionen ergibt.

Nährwertangaben:

- Eiweiß: 5,6 Gramm
- Ballaststoffe: 1,4 Gramm
- Kohlenhydrate: 34,9 Gramm
- Natrium: 531,8 Milligramm
- Cholesterin: 2,4 Milligramm
- Gesamtfettgehalt: 7,2 Gramm
- Kalorien: 346

Zutaten:

- Zwei Tassen Blaubeeren - das kann auch jede Frucht sein, die Sie auf Ihrem Käsekuchen haben möchten
- Zwei Tassen Magermilch
- Zwei Packungen zucker- und fettfreier Käsekuchen-Pudding-Mischung
- Ein Behälter mit fettfreiem, geschlagenem Dessertbelag
- Eine Graham-Cracker-Tortenschale

Zubereitung:

1. Holen Sie sich eine große Schüssel und kippen Sie die beiden fettfreien Käsekuchen-Pudding-Mischkisten in die Schüssel.
2. Nehmen Sie die beiden Tassen Magermilch und verrühren Sie sie, bis Sie eine glatte Substanz haben.
3. Nehmen Sie die Hälfte der Mischung und gießen Sie sie in Ihre Graham-Cracker-Puddingform.
4. Nehmen Sie die Hälfte der Heidelbeeren - oder welche Frucht Sie auch immer wählen - und verteilen Sie sie um die Puddingmischung herum. Achten Sie darauf, dass Sie die Früchte hineinpressen.
5. Gießen Sie den Rest der Mischung auf die Früchte und verteilen Sie sie gleichmäßig.
6. Nehmen Sie die restlichen Blaubeeren und bestreuen Sie sie auf dem Kuchen.
7. Die Torte zwei Stunden lang oder bis zur Erstarrung in den Kühlschrank stellen. Danach können Sie sofort servieren.

Diät-Soda-Brownies

Ein weiterer absoluter Dessertklassiker sind Brownies. Ob für eine Dinnerparty, zum Weihnachtsbacken oder einfach als süßer Snack, der im Haus herumliegt - Brownies sind mit Sicherheit ein Hit. Diese Diät-Soda-Brownies dauern allerdings nur 25 Minuten, ergeben 12 Portionen und sind einfach, preiswert und für Sie viel besser als normale Brownies.

Nährwertangaben:

- Eiweiß: 1,3 Gramm
- Ballaststoffe: 0 Gramm
- Kohlenhydrate: 138,3 Milligramm
- Natrium: 138,3 Milligramm
- Cholesterin: 0 Milligramm
- Gesamtfett: 1,8 Gramm
- Kalorien: 114

Zutaten:

- Eine halbe Dose Ihres Lieblings-Diät-Soda
- Eine Packung im Laden gekaufter Brownie-Mix

Zubereitung:

1. Ofen auf 350 Grad Fahrenheit vorheizen.
2. Anstatt das Wasser, Öl und Eier zu verwenden, die normalerweise für die Herstellung von Brownies verwendet werden, gießen Sie die halbe Dose Ihrer Lieblingssoda in eine Rührschüssel.
3. Geben Sie dann die Dose Brownies in die Schüssel.
4. Bevor Sie die Mischung in ein Backblech geben, fetten Sie zuerst die Pfanne ein.

5. Legen Sie die Mischung in das Backblech und lassen Sie sie zwanzig Minuten backen.
6. Vor dem Servieren abkühlen lassen.

Mini-Kürbishappen

Für alle Kürbisliebhaber, dieses Dessert ist für Sie. Aber auch wenn Sie nicht so sehr auf Kürbisgewürz stehen, ist dieses Rezept eine ausgezeichnete Alternative zum Kürbiskuchen an Thanksgiving. Die Kinder in der Familie werden die schnellen Bissen der Kuchenstücke mit Sicherheit vorziehen. Dieses Rezept wird etwa zwei Stunden dauern und 65 Portionen ergeben.

Nährwertangaben:

- Protein: 0,2 Gramm
- Ballaststoffe: 3,3 Gramm
- Kohlenhydrate: 3,3 Gramm
- Natrium: 16,9 Milligramm
- Cholesterin: 0 Milligramm
- Kalorien: 17.4

Zutaten:

- Fünfundsechzig fettreduzierte Vanille-Oblaten
- Gestrichener Ingwer
- Strich gemahlene Nelken
- Ein Achtel eines Teelöffels Zimt
- Zwei Portionen fettfreier Vanillepudding
- Eine halbe Tasse fettfreies Schlagdessert
- Eine halbe Tasse Dosen-Kürbis

Zubereitung:

1. Nehmen Sie die Gewürze, den Kürbis aus der Dose und den Vanillepudding und mischen Sie alles zusammen in einer Schüssel gründlich durch.
2. Nehmen Sie das geschlagene Dessert und fügen Sie es unter die Mischung.
3. Geben Sie die Mischung in eine Plastiktüte und drücken Sie sie so aus, dass sie den Boden der Tüte ausfüllt. Dann klammern Sie eine der Ecken des Beutels fest, um das Ausgießen zu erleichtern.
4. Legen Sie die Oblaten auf eine Keksschale und drücken Sie die Mischung gleichmäßig auf jede einzelne Oblate.
5. Lassen Sie die Oblaten anderthalb Stunden, oder bis sie fest sind, im Kühlschrank abkühlen.
6. Sie können sofort servieren.

Ich möchte Ihnen dazu gratulieren, dass Sie es bis zum Ende des kompletten Kochbuchs der Dash Diät geschafft haben!